JN322495

方

「脳科学者が選んだ やさしい気持ちになりたい時に聞く　心がホッとするＣＤブック」は、「マインドフルネス」の考え方や体験を自分のものにするためのＣＤです。マインドフルネスとは、自分の心や気持ちに気づき、その「気づき」で自分をいっぱいに満たすこと。そのことによって自分の心がどうなっているのかを知り、よりよく生きることです。それが脳の働きをよりよくして、自分を育て直すことにつながっていきます。

CDは野田あすかさんのオリジナル・ピアノ曲を10曲収録しています。どの順序で聞いても、特定の曲を繰り返し聞いてもかまいません。イヤフォンやヘッドフォンで聞いても、曲を流しっぱなしにしても結構です。聞き方に特別なルールはありません。CDの音楽に浸って、自分の心と素直に向きあってください。

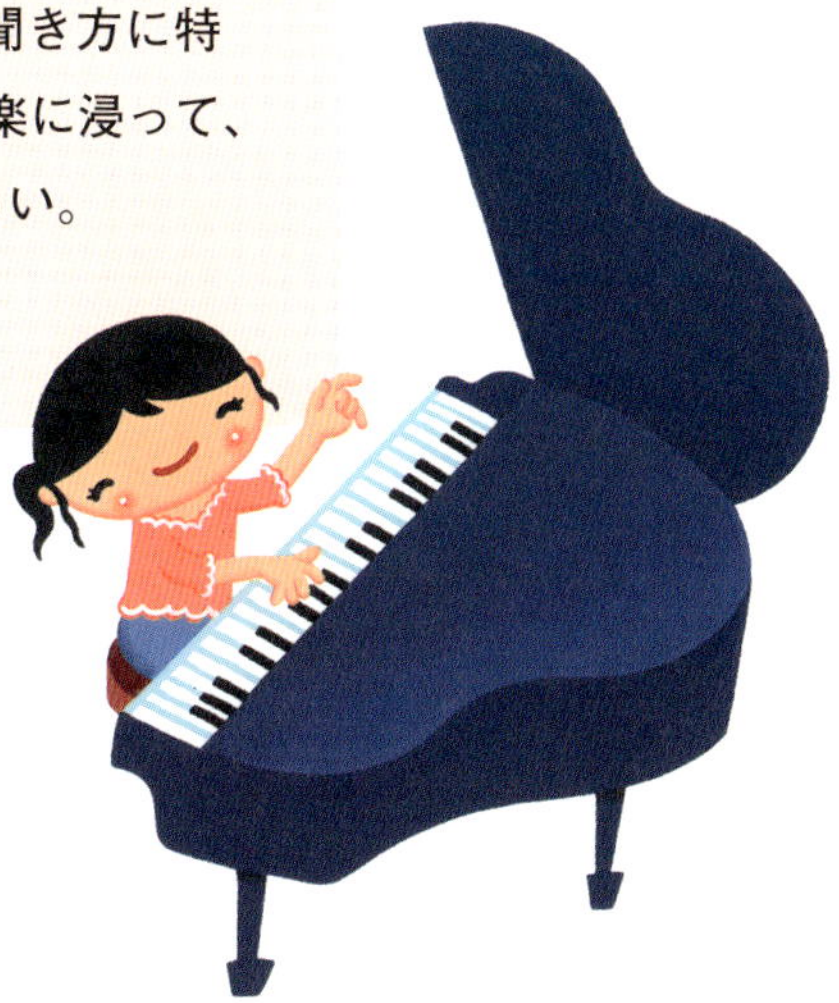

目次

第3部

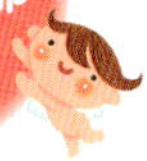

ピアニスト あすかさんからのメッセージ

このCDを聞いた人々から**感動の声**が寄せられています！

「音色がすばらしく、
とても感動しました。
心がやすまり、
涙があふれます。
これからの人生を生きていくうえで、
大切なものを教えてもらいました」
（72歳　女性）

「このＣＤを聞くと、
あすかさんの心の声が
聞こえてくるようで、うれしくなったり、
涙があふれたりします。
周囲とうまくいかず、
人間関係に
悩んでいましたが、
あすかさんの音楽のおかげで、
心が軽くなりました」
（44歳　女性）

「**1音1音が**
心のなかにすっと
入りこんできて、
その心地よさといったら、言葉に表せません。
有名なピアニストの演奏を
幾度となく聞きましたが、
こんなに感動したことは
ありません」
（65歳　男性）

「私も生きづらいと感じることが多く、
悩んでいました。声を出して
泣いた日もたくさんあります。でも、
あすかさんの曲を聞いた時、
私もがんばろうと
勇気づけられました。特に
『なつかしさ』という曲には、
本当に**感動**しました」
（30代 女性）

「いくつもの困難を乗り越えた、
あすかさんの曲を聞くと、
安心や安らぎを感じます。
つらい思いもするだろうけれど、
『きっといいことがある』と
思えるようになりました。
本当に心がホッとする
CDです」
（67歳 女性）

「**『おもいやりの風』**
という曲を聞いた時、最近の自分は、
人に思いやりを持てていただろうかと、
ふっと気がつきました。一緒にいる
家族や友人への感謝を
思い出しましたし、
1日1日を大切に
しなければと考えさせられました。
すばらしい音楽でした」
（34歳 男性）

このCDはこんな時に聞こう！

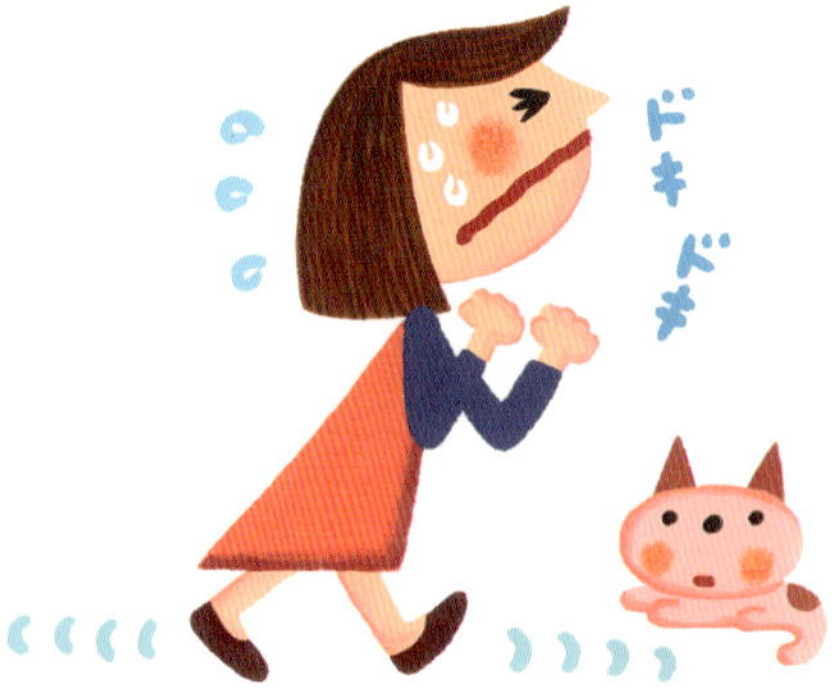

緊張して落ち着かない時

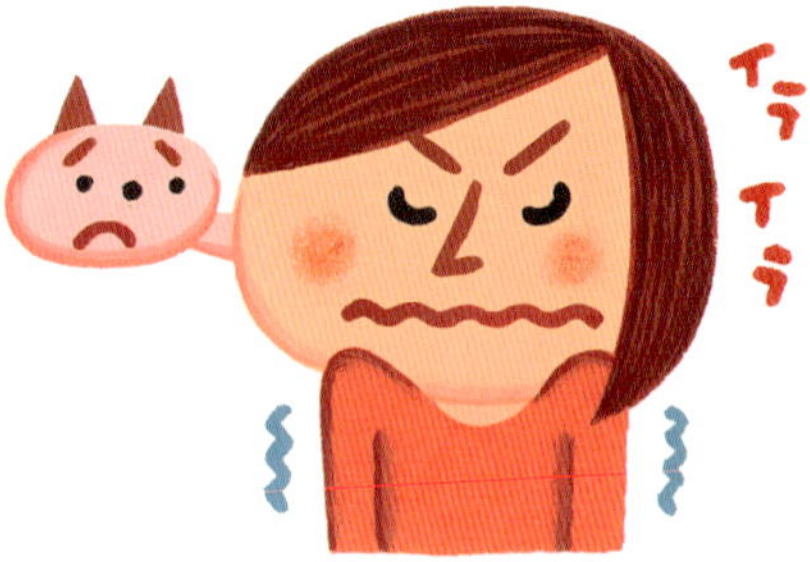

腹立たしいことがあって、
イライラしている時

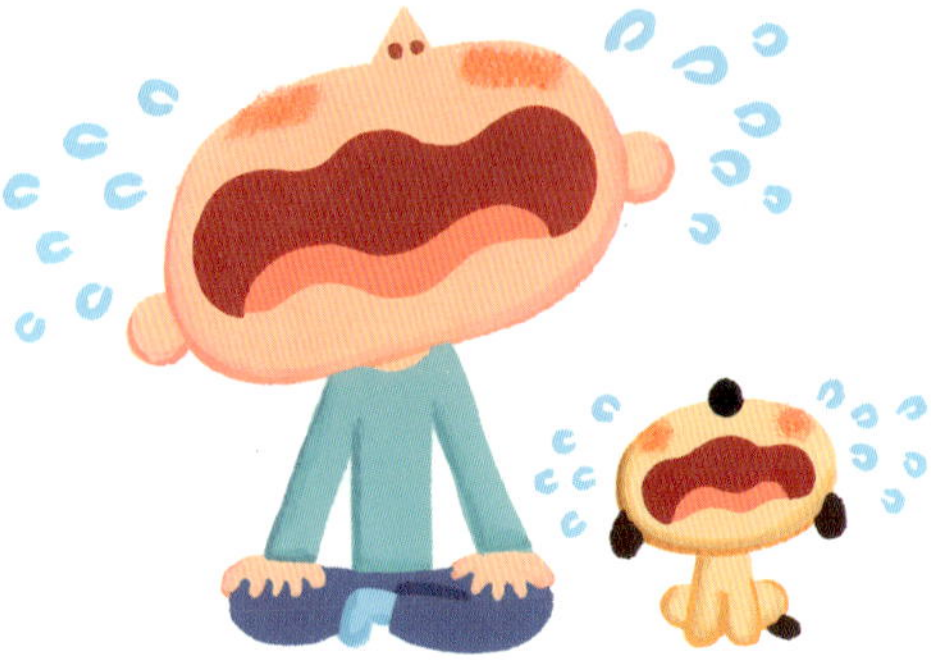

思いっきり泣きたい時

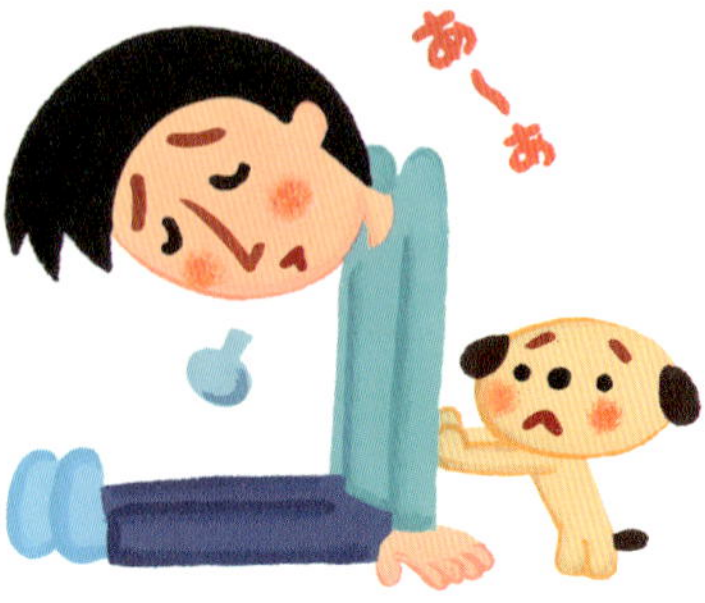

気持ちが晴れず、
落ち込んでいる時

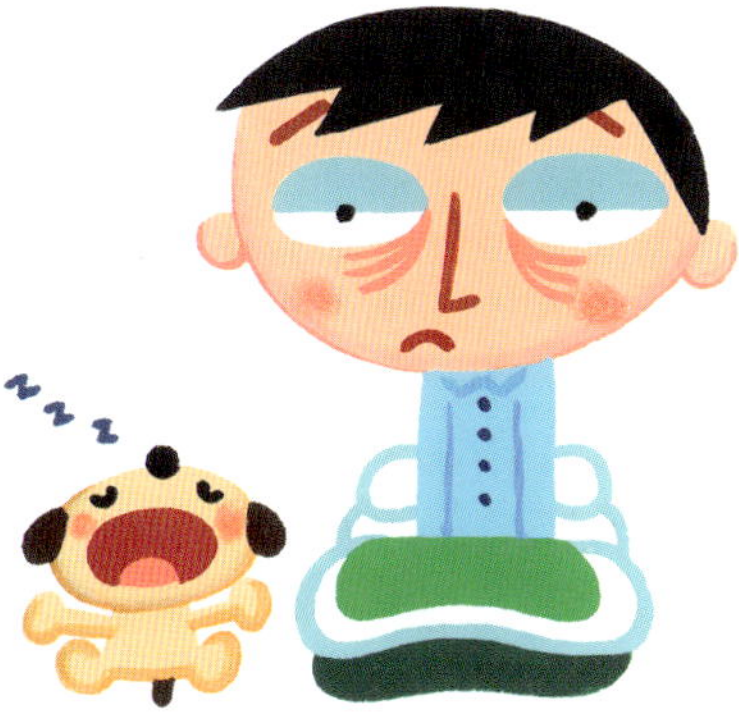

眠い時、あるいは、
眠りたいのに眠れない時

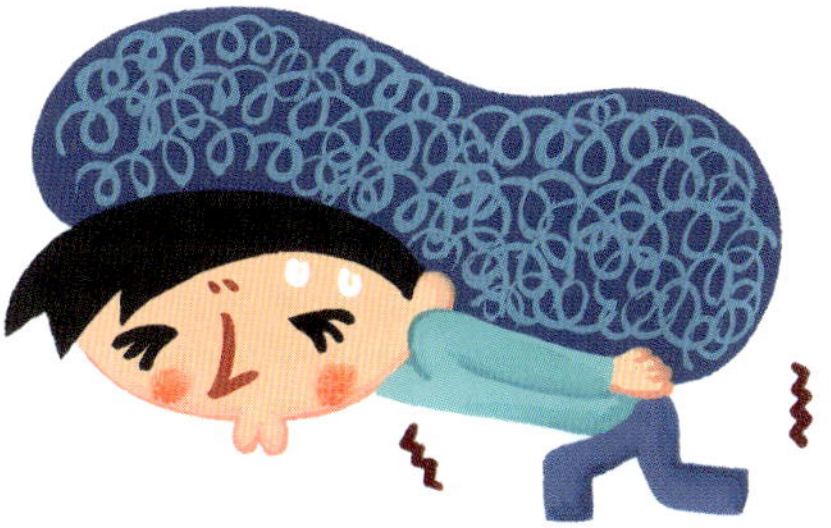

悩みやトラブルを
抱えている時

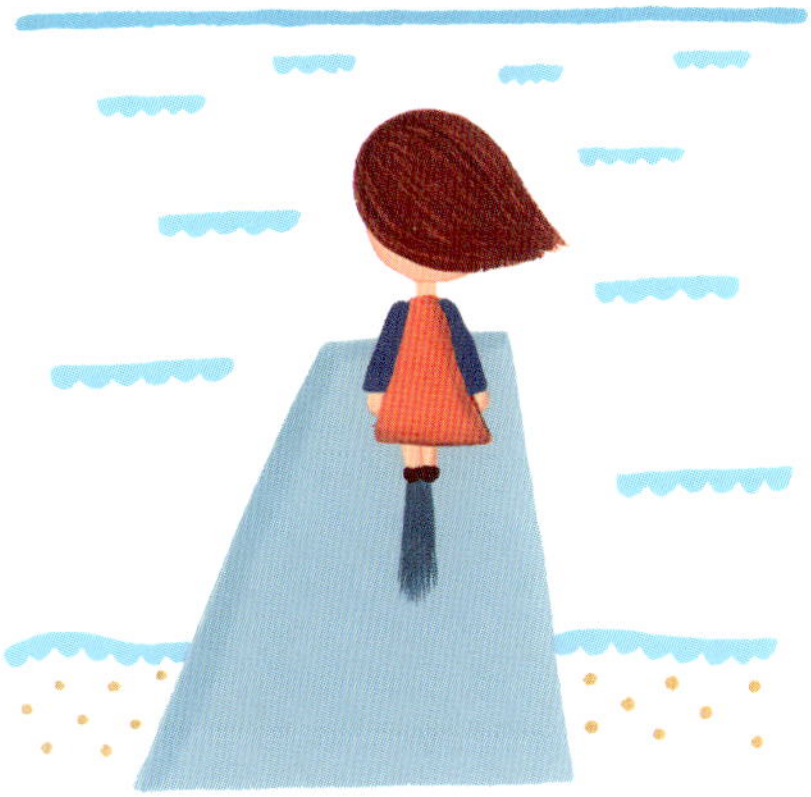

自分をゆっくり
見つめ直したい時

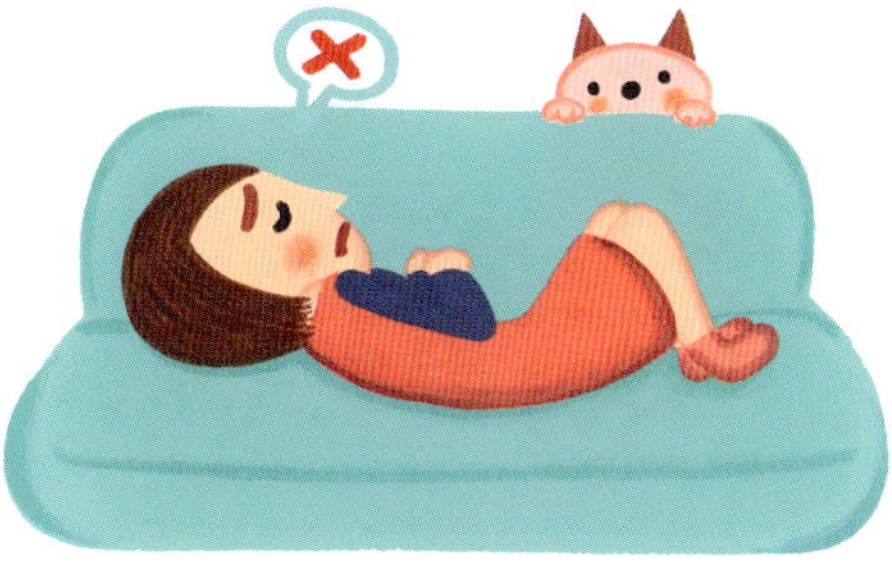

仕事や家事に疲れて、
何もしたくない時

第1部

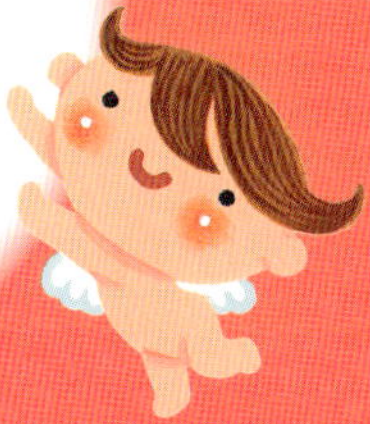

あすかさんから学ぶ、脳や心の大切な「気づき」

なぜ、あすかさんのピアノを聞くと、やさしい気持ちになるのか？

みなさんに、ぜひ知ってほしいピアニストがいます。

それは、野田あすかさんというピアニストです。

このCDブックに収録した曲は、すべてあすかさんが作曲し、自ら演奏したものです。あすかさんのピアノ曲が大好きな私は、彼女がつくり、魂を込めて弾いた曲を、日本中の人びとに聞いてほしいと願っています。

なぜなら、彼女の曲は、聞いた人をやさしい気持ちにさせてくれるからです。

1982年生まれのあすかさんは、4歳のとき音楽教室に通いはじめ、ピアニストの道を志しました。

やがて憧れの宮崎大学に進みましたが、人間関係のストレスからたびたびパニックを起こして中退。その後、宮崎学園短期大学音楽科の長期履修生《ちょうきりしゅうせい》になりました。

そこで出会ったのが恩師・田中幸子《さちこ》先生です。

田中先生はあすかさんと出会い、次のように言葉をかけました。

「あなたはあなたのままでいい」

この一言をきっかけに、あすかさんは自分の心を音楽で表現することができるようになり、ピアニストとしての才能を大きく花開かせるようになります。

あすかさんのように、幼い時からピアノを始め、音楽大学で学び、プロのピアニストになった人は大勢います。けれども私は、他のピアニストよりもあすかさんに、強く惹《ひ》きつけられます。なぜなら、彼女は先生の一言をきっかけにある「気づき」を得たからです。

では、「あなたはあなたのままでいい」という先生の一言は、あすかさんにどんな気づきをもたらしたのでしょうか。

実は、**この気づきの意味を知ると、心がホッとし、やさしい気持ちにもなれる**のです。そのわけをみなさんに知っていただくために、まず、野田あすかさんのこれまでをお話ししましょう。

発達障害のピアニストから学ぶ大切な「気づき」とは？

ご存じの方も少なくないと思いますが、**野田あすかさんは、ある障害を抱えたピアニスト**です。

その障害は長いこと障害とはわからず、ようやく20歳すぎに確定したのは、**「広汎《こうはん》性発達障害《せいはったつしょうがい》」**という診断でした。現在の用語では「自閉症《じへいしょう》スペクトラム障害」と呼ばれる障害です。

あすかさんは、いつもニコニコとても明るい女性です。いま34歳ですが、なんとも無邪気で純真な女の子です。会えば発達障害を抱えているとわかりますが、もともとの性格なのでしょう。たいへん素直で、何事にものびのびしている、とても素敵《すてき》な女の子なのです。

あすかさんの地元・宮崎で私が講演した時、彼女は楽屋を訪ねてくれました。私の大好物をきれいにラッピングし、「たらみゼリー、おいしいよ」と手紙つきで差し入れてくれたのです。私のブログを読んで好きと知ったのでしょう。あすかさんのなかで、繊細なやさしさが大きく育っているんだな、と私はうれしく受け取りました。

というのは、自閉症スペクトラム障害は、人の気持ちを「わかる」ことがとても難しい障害なのです。「自分（の世界）と他人（の世界）の境界がはっきりしない」という言い方もあります。この障害のある人は、相手の事情を勘案《かんあん》したり、気持ちを付《そん》度《たく》したりするのが苦手で、人とコミュニケーションがうまくとれません。

そんな障害を抱えながら、あすかさんは、私という相手について、あれこれ真剣に思案し、喜びそうなことを見つけ、包み紙や手紙にも工夫を凝《こ》らしている。――このことが、プレゼントや文面から、ひしひしと伝わってきました。彼女が苦手なこと、つまり**自分の障害を、なんとか乗り越えようと努力する姿は、とても感動的**です。

この努力は、あすかさんにとってとてもよいことだ、と私は思っています。

みなさんは、誰だって相手が喜びそうなことを考えるのは当たり前では、と思われるかもしれませんね。でも、自閉症スペクトラム障害は生やさしい障害ではありません。ぱっと見ただけではふつうの人と変わらないように見えても、みんなが当たり前にできることが、当たり前のようにはできないのです。

人間の脳には、人の気持ちや考えをわかる（学ぶことができる）領域があります。そして、多くの人は生まれつき自然に人の気持ちがわかるようになり、それに従って行動し、生活しています。たとえば、子は親の言葉や態度を見て「おかあさんは、こう思っているんだ」とわかって、それに沿った言動をふつうにやっています。

ところが、自閉症スペクトラム障害の人は生まれつき、その脳の領域が小さいか、または機能が低いことを示すデータがあります。

なぜ、そうなるのか、理由ははっきりわかっていません。ただし、親の育て方など後天的な影響によるものではない、といまの研究者たちは考えています。

また、自閉症スペクトラム障害を持つ方には、苦手なことがたくさんあります。

たとえば学校で「校庭の草むしりをしましょう」と言われると、ずっと草むしりをしてしまいます。障害のないお子さんなら、チャイムがなれば草むしりを止めます。

でも、自閉症スペクトラム障害を持つお子さんは、「いつ」止めればいいのか、教えてもらわなければわからないことがあります。

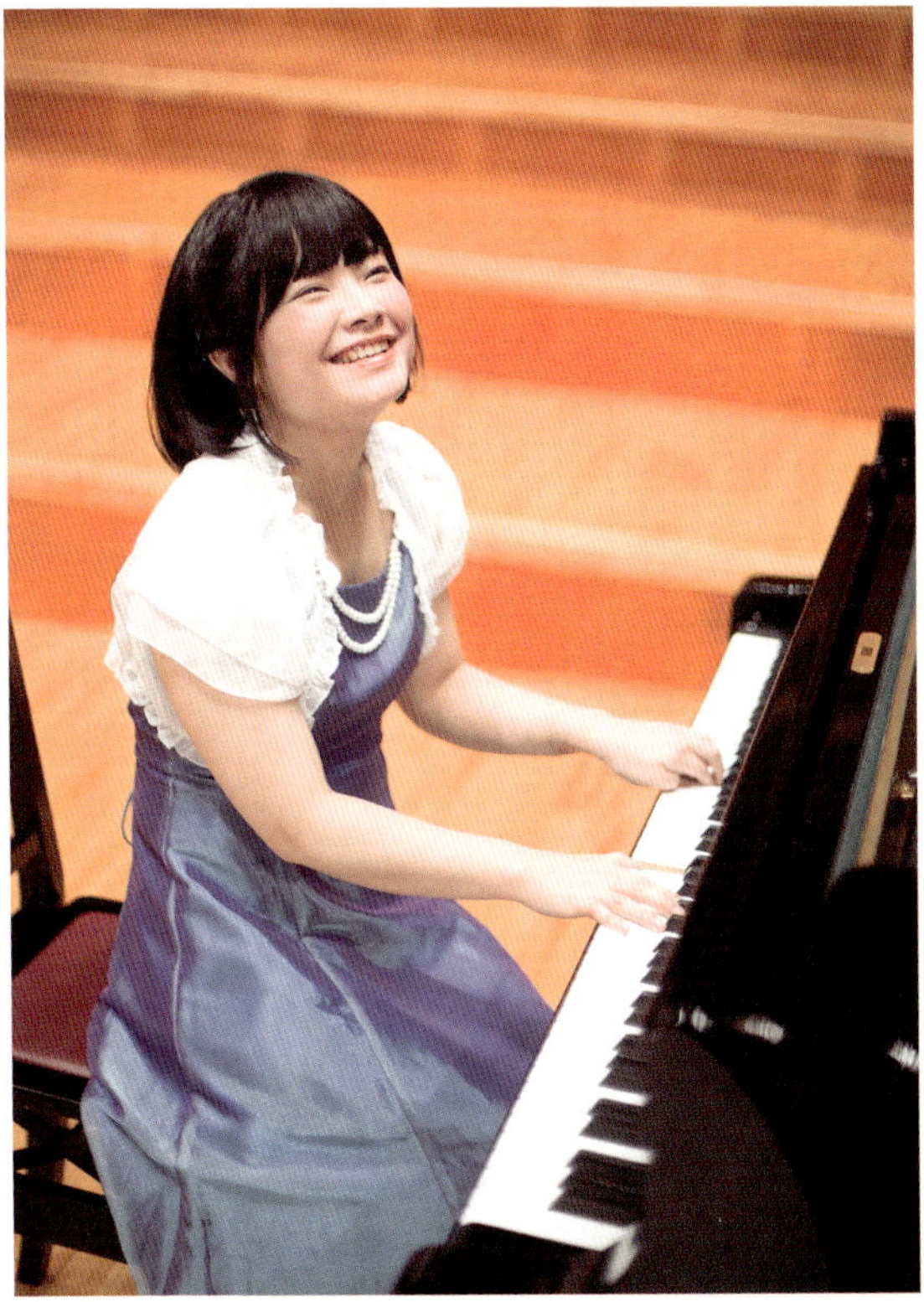

野田あすか

広汎性発達障害、解離性障害が原因で、いじめ、転校、退学、そして自傷、パニック、右下肢不自由、左耳感音難聴などで入退院を繰り返してきたピアニスト。

たくさんの試練をのりこえてきたことで、あすかの奏でる「やさしいピアノ」は多くの人の感動をよんでいる。

こうした場合、周囲の大人は、生まれつきの障害と知らないため、なぜ、チャイムがなったのに教室に戻らないのかと子どもを叱《しか》ってしまいます。

しかし、本人は、なぜ言われたとおりやったのに叱られるのか、理解できません。しかも、クラスの友達が「私だけが知らないルール」を知っているように感じて、さみしい思いをしているかもしれません。

誰一人としてあすかさんが自閉症スペクトラム障害と知らない（その言葉すら世界にまだ存在しない）なか、八方ふさがりの彼女は、いじめにあい、不登校、転校、退学、自傷行為などを繰り返し、実に壮絶な少女時代を送りました。

どんなに苦しかったでしょう。胸が締めつけられるように感じます。

それでも、成績のよかったあすかさんは、第一志望の宮崎大学に現役で入りました。しかし、これで本格的にピアノや音楽を学べると思ったのもつかの間、人間関係のストレスから、しばしばパニックに見舞われるようになります。

いくつかのコンクールで受賞するなど、地元で名の知られるピアニストになっていた彼女は、声楽やフルートなどの伴奏をよく頼まれました。複数のことを同時にこなすのが苦手ですから、依頼が重なるだけで苦しく、断ることも大きな苦痛です。

自閉症スペクトラム障害の人は、断った相手の反応がわからないので「相手がもし、ひどく怒ったらどうしよう」「いやな気持ちになったらどうしよう」と考えすぎてしまうのです。こうして、がまんして依頼を受けすぎてしまうので、ストレスをどんどんため込んでしまいます。

あすかさんは、パニックになって過呼吸発作《かこきゅうほっさ》で倒れることが、よくありました。倒れる頻度《ひんど》が1か月に1度、週に1度、2～3日に1度、と激しくなりました。精神科を受診し、入退院を繰り返したあげく、2年の終わりで大学を中退することになってしまいました。

あすかさんは、憧れて入った大学で、ピアノも、音楽も、そして自分という人間さえも、完全に否定されてしまったと、大きなショックを受けました。

「ありのままでいい」と気づくと脳と心がラクになる

そんなあすかさんにとって、生き方や考え方を大きく変える出来事が二つありました。一つは、「広汎性発達障害」という診断が確定したことです。

診断にいちばんホッとしたのは、あすかさん自身でした。ご両親は発達障害と聞いて「もう治らないのか」と愕然《がくぜん》とし、診断を受け入れ難かったのです。でも彼女は穏やかな顔で、自ら進んで「障害者手帳がほしい」と言い、障害を受け入れました。

誰でもみんな階段を上《のぼ》ることができますね。でも、仮に大殿筋《だいでんきん》（骨盤から大腿骨《だいたいこつ》につく、おしりの丸みをつくる大きな筋肉）が生まれつき育たない子がいたら、その子は階段を上ることができません。ほかの筋肉を総動員して、はって上るしかないでしょう。そして、みんなが上れる階段を上れないのは怠けているから、と筋肉が育たないことを知らない人は責めます。そして自分でも自分を責めてしまいます。

そこに「あなたは、必要な筋肉が生まれつきないから階段を上れない。あなたが悪いわけじゃないんだ」と気づかせてくれたのが、発達障害という診断だったのです。

もう一つは、大学を中退して1年以上ピアノから遠ざかったあと、宮崎学園短大音楽科に長期履修生として通うことになり、そこで田中幸子先生と出会ったことです。

田中先生は、あすかさんに、こう言いました。

「あなたの（ピアノの）音は、いい音ね。あなたは、あなたの音のままでとても素敵よ。あなたは、あなたのままでいいの！」

あすかさんは、この言葉を「救いの光のような、すごくびっくりする考え方」と振り返っています。「これはダメ」「あれもダメ」と否定され続け、自分を否定し、諦めることしか考えられなかったあすかさんを、田中先生が初めて否定せず、「ありのままでいい」と言ってくれたのです。

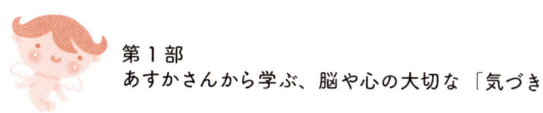

これこそ、あすかさんにとっての「福音《ふくいん》」で、人生の大きなターニングポイントでした。彼女はこの言葉で認められ、その後の大きな自信につながりました。

あすかさんの心が潰《つぶ》れてしまうか。それとも、あすかさんがよいところを伸ばして成長できるか。その分岐点が、この時だったのだと思います。「私は私の気持ちを知らないけど、ピアノはいつも、私の心をわかってくれて、私の『こころの音』を出してくれる。みんなと同じことができずに苦しい時、ピアノが『きみのままでいいよ』って教えてくれて、いつも元気をくれるのです」

これは、あすかさん自身の言葉です。

自閉症スペクトラム障害のあすかさんは、自分の気持ちを知ることが苦手です。

あすかさんは自分の弾くピアノが、いま悲しい音を出していることはわかります。

ある時、こんなことがあったそうです。

通っている生活支援センターであすかさんのことを「いつもニコニコしていてムカつく」と怒って、つかみかかろうとした人がいました。

彼女は、その出来事を覚えていません。

いやな気持ちだったとか、悲しかったという自覚もありません。

でも、ピアノを弾くと、悲しい音が出ている。

あすかさんは、時々、なんで自分のピアノが悲しい音がするのかを知るために、生活支援センターの人に「今日1日何があったのか」をメールで聞くそうです。

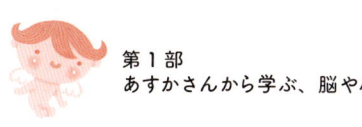

そして、何があったのかを教えてもらい、ピアノが出す自分の「こころの音」と向きあい、いまの自分の心の状態を知るといいます。

さて本書のはじめに、みなさんに「あなたはあなたのままでいい」という言葉がもたらす「気づき」について知ってほしいと書きました。

ここまで読んでくださったみなさんは、もうおわかりでしょう。

「あなたは、あなたのままでいいの！」という田中先生の言葉。

「きみのままでいいよ」と教えてくれるピアノの音。

どちらも「ありのままでいいんだ」と、あすかさんが気づくことをそっと促しています。**彼女はこの気づきで救われ、否定と諦めの日々から抜け出すきっかけをつかみました。**

ピアノを弾き音楽をつくることが、どんどん好きになっていき、2006年に宮日音楽コンクールでグランプリに輝いたのを皮切りに、ピアニスト・作曲家としての才能がどんどん開花していったのです。

このことは、私たちに、とても大切なことを教えています。

「ありのままでいい」と気づいているか、どうか。

これは、いまを生きる日本人すべてにとって切実な問題です。
なぜなら見すごされがちなことですが、私たちのほとんどが、その気づきの重要性を知らないいまま、生きているからです。

「ありのままでいい」
という〝気づき〟こそ、
脳や心に
もっとも大切なもの
なのです

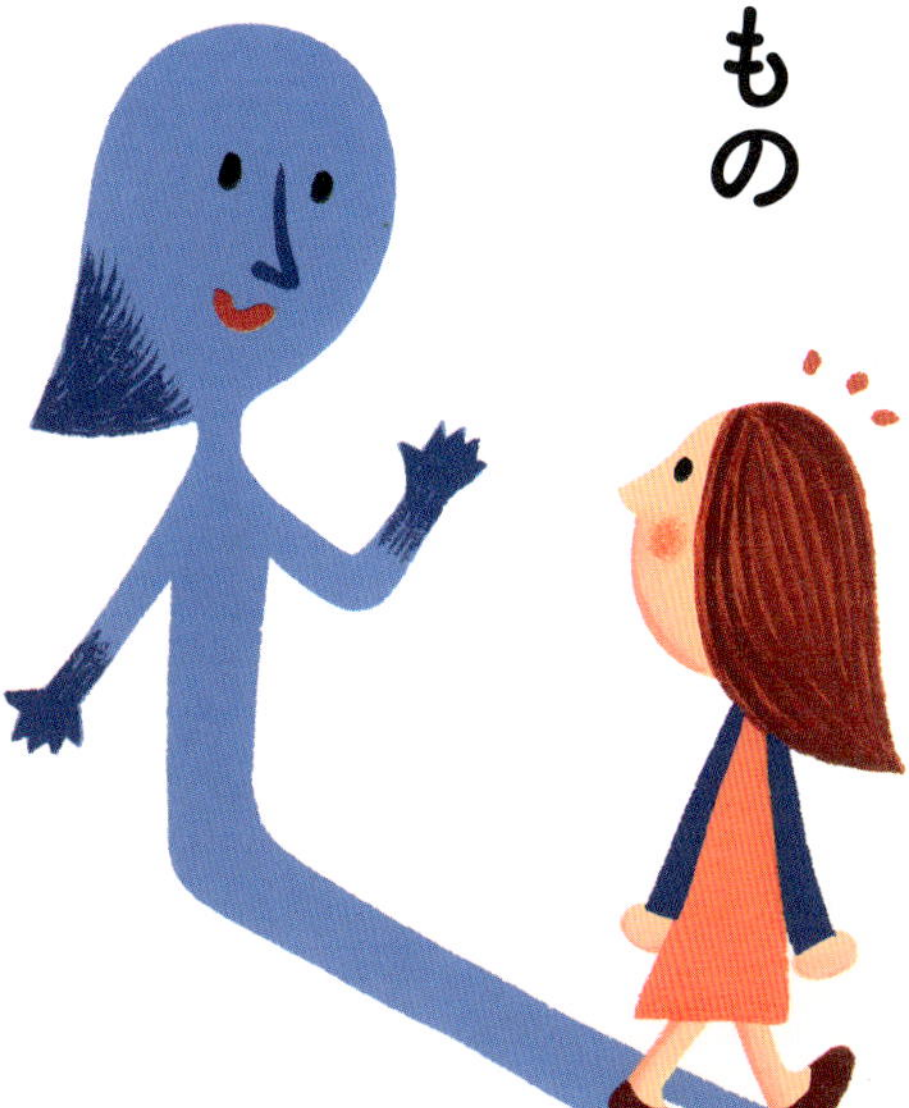

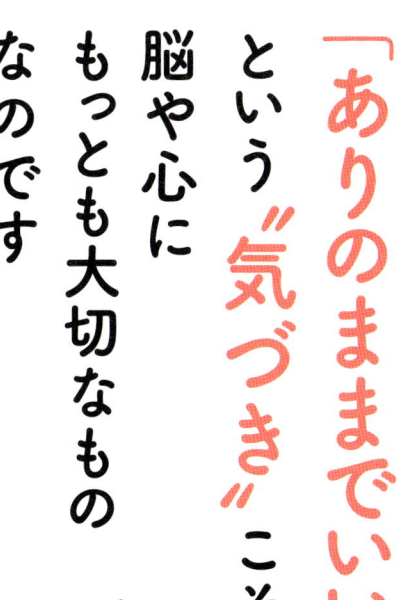

あすかさんこそ、マインドフルネスの「体現者」で「実践者」なのです

私たちはみんな、仕事や家事や勉強に追われ、忙しい毎日を過ごしています。

片づけなければならないことが次から次へと目の前に現れて、疲れている人、ストレスをため込んでいる人が、数えきれないほどいます。

あなたは、こんなふうに感じた瞬間が、もしかしたらあるかもしれません。

「自分は、いったい何をやっているのかしら」

「仕事や家事や勉強が主人で、自分はその召使いみたいじゃないか」

「これって本当に私のやりたいことなの？　私、自分を見失っていないかな」

多くの人は、学校に通い、仕事でもさまざまな知識を学び、経験を重ねて、多くのことを知っています。

にもかかわらず、なぜ私たちは、「自分は何をやっているのかな」なんて思うのでしょうか。考えてみれば、不思議な話ですね。

私たちは、自分以外の人のことや、身の回りや社会で起こることをよく観察してい

て、それらに笑ったり怒ったり感心したりしながら生活しています。でも、自分のこと、いま自分がどのような状態でいるのかということは、意外にもよくわかっていません。自分を「わかる」ことは、簡単なようですが、これほど難しいことは、そうそうないのです。人間は**「自分自身が自分をコントロールしている」という感覚が強い**ために、自分の状態がどのようであるかを知ることが、おろそかになってしまいがちだからです。

そこで、あすかさんを救った「気づき」を思い出してください。

「自分は、ありのままでいいんだ」という気づきこそ、忙しい日々を暮らし、自分を見失いがちな私たちに、もっとも必要なものだ、と私は考えています。

脳科学の立場から見ても、「ありのままでよい」という気づきは、脳や心にとってきわめて大切なことです。

詳しくは第2部でお話ししますが、**「マインドフルネス」**という言葉があります。これは、自分のありのままの心や気持ちに気づき、その気づきで自分をいっぱいに満たすことです。そのことで自分の心がどのようであるかを知り、よりよく生きることができるのです。このことは、脳の働きを高め、いわば自分の脳を育て直すプロセスの実践であるともいえるでしょう。

「あすかさんこそ、まさにマインドフルネスの体現者。そして、マインドフルネスの実践者だ」——あすかさんのピアノ曲を聞くたびに、私はそう思います。

あすかさんの歩みは苦しいことの連続でした。そんななかで、彼女は「この私でいいんだ」という気づきを、そのまま音にしています。息するように、しゃべるように、ありのままの音を出します。頭や手でピアノを弾くというより、心と体の全体を使い、ありのままの気づきでピアノをいっぱいに満たしている、といいましょうか。

この作業が、実は、マインドフルネスの実践そのままなのです。

私たちが学ぶべき生き方、心のあり方が、ここにあります。あすかさんのピアノを聞くことが、気づきを得るきっかけになる、と私は考えています。

次の第2部では、マインドフルネスについて、もっと詳しくお話しします。

第2部

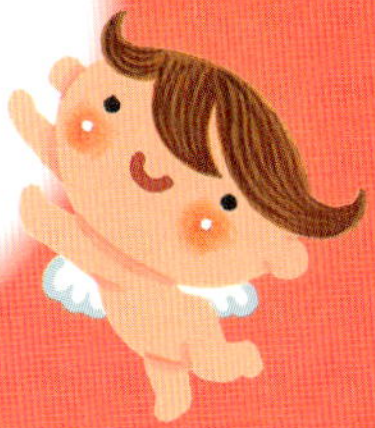

あすかさんの音楽が、マインドフルネスへの扉を開く

マインドフルネスって何?

マインドフルネスとは、**自分の心や気持ちに気づき、その「気づき」で自分をいっぱいに満たす**ことです。

この気づきは、数学の問題の解き方がわかるように合理的・論理的に頭で理解するというのではなく(一部、そんな側面もありますが)、いわば体のすみずみ、細胞一つひとつまで気づきに浸るように、「心と体」の全体でわかることです。

マインドフルネスを提唱したのは、アメリカのマサチューセッツ大学医学大学院のジョン・カバット・ジン教授です。

同教授が痛みを緩和するために開発した**「マインドフルネスストレス低減法」**は、医療現場にも取り入れられています。

これを参考に開発された「マインドフルネス認知療法」も、うつ病、不安、燃え尽き、摂食障害などの治療に用いられており、一定の効果を上げています。

マインドフルネスは
あなたに
「新しい自分」を
もたらします

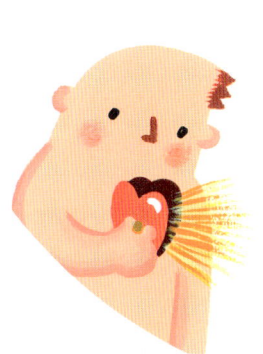

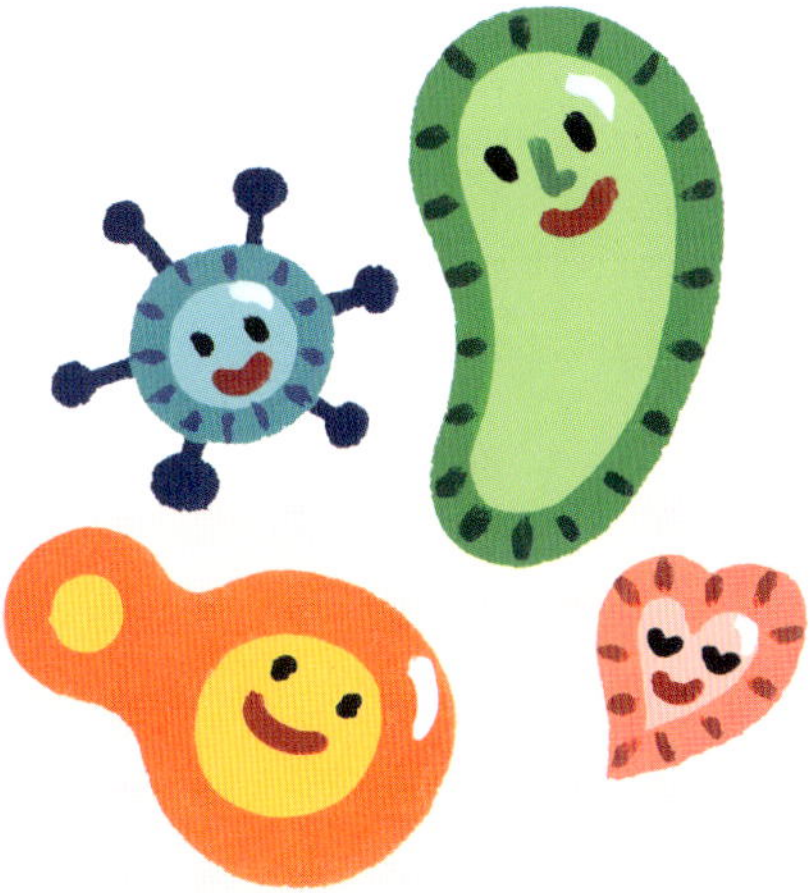

大切なのは「あるがまま」を受け入れること

マインドフルネスで重要なのは、気づきを「あるがまま」に受け入れることです。**よい気持ちになったりリラックスしたりするわけではなく、自分の心や気持ちに精神を集中させるのですが、その時、批評や判断はしません。**

あるがままの自分の気持ちに「気づく」、あるいは「わかる」ことが大切です。

たとえば、「ああ、いまの自分はとても苦しい状態なんだ」と、しみじみとわかれば、それでよいのです。その時、なぜ苦しいのかと分析したり、苦しみからどう抜け出せばよいかとは、考えないようにします。「気づき」を消してしまってはいけません。それは、せっかく灯《とも》った、あなたを導いてくれる灯火《ともしび》なのですから。

マインドフルネスのキーワードは「いま」「ここ」「自分」の3つともいえます。マインドフルネスであなたが意識を集中する対象は、過去でも未来でもない「いま」、ほかのどこでもない「ここ」にいる、ほかの誰でもない「自分」です。

マインドフルネスのキーワードは「いま」「ここ」「自分」の3つ

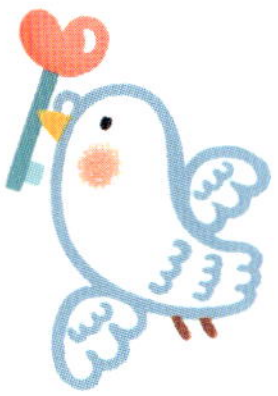

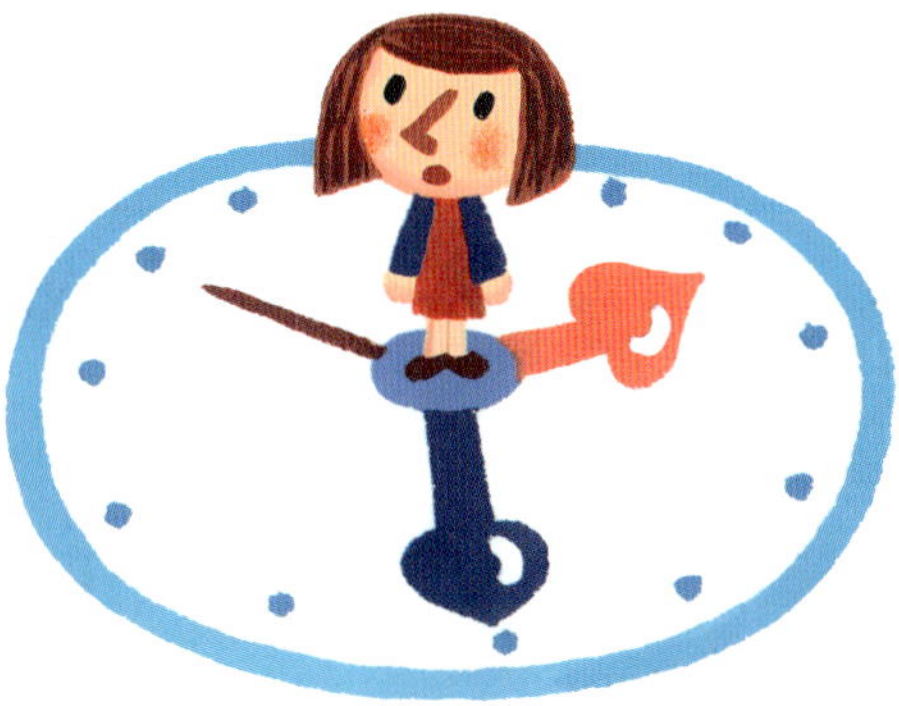

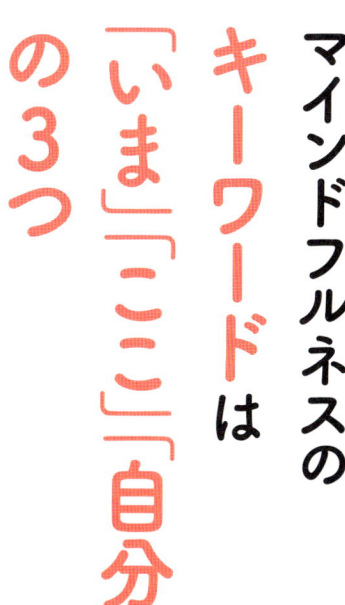

なぜマインドフルネスが、よりよい生き方につながるのか？

マインドフルネスによって、私たちのふるまいや生き方は、どう変わってくるのでしょう。その時どきの自分の心や気持ちのありようを知ることが、なぜ、よりよく生きることにつながるのでしょうか。

第一に、自分の心や気持ちに気づこうとすると、自然にある程度の時間が経過しますから、「ひと呼吸おくこと」になります。

何かあった時、よく考えず瞬間的、反射的に行動してしまうことを防ぎ、落ち着いて戦略を考え、より適切な行動をとることができます。

脳には2つの意思決定システムがあります。速いけれど乱暴なXシステムと、遅いけれど正確でていねいなCシステムです。このうち、マインドフルネスはCシステムをきたえることにむいているのです。Cシステムを動かしているのは、前頭前皮質といって人間らしい生き方の源になるような場所です。

自分が難問を抱えている時、「自分はとても困り、苦しんでいる」ことがわかり、さらに「とても寂しく孤独だ」と気づくかもしれません。「寂しい。――そうか、あの人の助けを借りよう」と思うかもしれません。

あるいは「上司にあれを命じられた時と同じだ」と気づくかもしれません。その時、困難を回避した、または困難に立ち向かったやり方を思い出し、ゆっくり落ち着いてメリットとデメリットを計算して、適切な決断ができるかもしれません。

いずれにしても、知的なふるまいをできる自分になるための大きな手がかりを、マインドフルネスは与えてくれるのです。

第二に、自分の心や気持ちに気づくことで、人間の脳の働きそのものを深めたり、広げたりすることができます。

いま進行中の自分の思考や行動そのものを対象化し、客観的にとらえて認識することを**「メタ認知」**といいます。

ライオンを見て「強そうで立派な雄ライオンだ」と思うのは、ただの「認知」。これに対して、ライオンを見て「強そうで立派な雄ライオンだ。自分がそう思うのは、ああなりたいと憧れているからだ」と思うのが、「メタ認知」です。

マインドフルネスの「気づき」そのものが、このメタ認知といえます。これも先ほどもご紹介した「前頭前皮質」と呼ばれる脳の部分の機能です。

メタ認知を繰り返してきたえるのは、前頭前皮質の機能をきたえること。それは人間の知能を伸ばすこととイコールです。

マインドフルネスで、どんないいことがあるの？

①適切な行動をとることができる

トラブルなど出来事の渦中では、反射的に反応してしまいます。自分を見つめ、気持ちに気づく訓練ができていれば、渦中にあっても大丈夫。

マインドフルネスは、この力を伸ばします。

②脳の「前頭前皮質」をきたえ、知能を伸ばすことにつながる

脳の大きさは、ざっと500万年という人の進化で約３倍になったのに対して、認知行動・人格の発現・社会的行動の調節などに関わる前頭前皮質は、約６倍の大きさになったとされています。つまり、前頭前皮質は人間らしい行動の多くを一手に担っている部分といえます。

自分で自分を育てることができるのは人間だけ。それを担うのが脳の前頭前皮質。前頭前皮質は、以前は25歳くらいまで育つといわれていたのが、最近、研究者たちの見解が変わってきて30歳ごろまでとされ、この先新たな研究上の発見により、もっと延びる可能性もあります。

自分に否定的な人は、もっと自己肯定感を高めることが大切なのです

「ああ、また失敗しちゃった。何をやっても自分はダメ。もうサイテーッ」
「こんな大問題、自分に解決できるわけがない。無理に決まっている」

そんなことを口癖のように言い、自分で自分のことを否定してしまう人が、最近とても多い、と私は感じています。「自己肯定感」の低い人が多いのです。

女性でよく聞くのは、パートナーに「なんか最近、帰りが遅いじゃないの」といった嫌みを、何につけても口にしてしまう人。

自分は大事にされない存在なんだ、パートナーから愛されていないに違いない、といつも思っているからこそ、よからぬ妄想をして、攻撃的な言動に出てしまう……。

でも、いくらパートナーに食ってかかっても、問題は解決することはなく、むしろ状況を悪化させてしまうかもしれない。もちろん、パートナーからの愛情を求めるのは当然のことでしょう。でも、自分で、自分のことを認めて肯定し、自分を愛さない限り、同じことが将来ずっと続いてしまいます。

ところが、**自己肯定感の高い女性**は、パートナーから愛情を注がれればもちろんうれしいですが、一方で、パートナーが外で何をしようが、それはパートナーの問題と割り切り、「まあ、そんなこともあるかもね」と思う**余裕を持つことができる**のです。単なる自分への視線の違い、と思われるかもしれませんが、両者の違いは、実は家庭生活の大きな違いとして現れてきます。

仕事でも同じことがいえます。

あなたは、上司や同僚に漠然とした不満を持ち、攻撃的な言動に出てしまったり、悪口を言い募ったりしてしまっていませんか。それは、自分が大事にされていないと感じるあまり、上司や同僚から評価されることを必要以上に期待し、求めてしまっているからではありませんか。

マインドフルネスで自分の心に気づき、ありのままの自分を受け入れることは、究極的には、**自分自身への慈愛のまなざしを持つ**、ということです。自分に否定的な人が少なくないいま、マインドフルネスの考え方を時代が求めていると言っても過言ではありません。

あすかさんのピアノに浸って、自分の心を見つめてほしい

ここで、あすかさんのピアノでマインドフルネスの世界への扉を開き、「マインドフルネス」の考え方や体験を、自分のものにするやり方の参考になりそうなことを書いておきます。もちろん、どんなふうに聞いてもよいのです。私がこれから書くことは、あくまでもやり方の一つで、**あすかさんのピアノを楽しむ方法は無限**にあります。

さて、あすかさんのピアノは彼女の「こころの音」。「本当の自分」を気づかせ、自分を大切にする生き方を教えてくれる音楽だ、と繰り返しお話ししてきました。それが『やさしい気持ちになりたい時に聞く　心がホッとするＣＤブック』に収録されています。

このＣＤで、たとえば「悲しい時、３番目の曲を聞けば、心が晴れる」などといった**直接的な効果を謳《うた》うつもりはありません。**

そもそも曲の感じ方や、曲によって触発される心の動きは、その人の資質や主観や体験によって大きく違います。万人に共通の「必ず悲しみを取り除く音楽」などと謳

●本書へのご意見・ご感想をお聞かせください。

ご協力ありがとうございました

郵便はがき

52円切手を
お貼りください

105-0002

（受取人）
東京都港区愛宕1-1-11
（株）アスコム

脳科学者が選んだ
やさしい気持ちになりたい時に聞く
心がホッとするCDブック

読者　係

本書をお買いあげ頂き、誠にありがとうございました。お手数ですが、今後の
出版の参考のため各項目にご記入のうえ、弊社までご返送ください。

お名前	男・女	才
ご住所　〒		
Tel	E-mail	
この本の満足度は何％ですか？		％

今後、野田あすかのコンサートやマスコミ出演、新曲やCD発売などの最新情報を
郵送またはｅメールにてご案内させていただいてもよろしいでしょうか？
□はい　□いいえ

返送いただいた方の中から**抽選で5名**の方に
図書カード5000円分をプレゼントさせていただきます。

選の発表はプレゼント商品の発送をもって代えさせていただきます。

ご記入いただいた個人情報はプレゼントの発送以外に利用することはありません。

本書へのご意見・ご感想に関しては、本書の広告などに文面を掲載させていただく場合がございます。

うことは、少なくとも現在の研究結果からはナンセンスです。

しかも、悲しい気分の時、明るい気分の曲を聞けば気が晴れるかというと、そうでもありません。悲しい時、元気な曲を聞くと、たいていもっと悲しくなってしまうことがわかっています。

悲しい気分の時は、悲しい曲を聞いて思いっきり泣いたほうが、悲しい気分から早く立ち直ることができるかもしれないのです。

「泣く」ことは、自分が不安だという感情を認めて「受容」する行為。

つまり「ありのままの気づき」を受け入れることですから、それによって不安な感情は解消され、ストレスは消えていきます。

できれば、あすかさんのピアノは、やさしい気持ち、楽しい気持ち、穏やかな気持ち、苦しい気持ち、寂しい気持ち、泣きたい気持ち、怒りの気持ちなど、いま、ここにいる自分のさまざまな気持ちに「気づく」ために、聞いてみてください。

その時、気づく気持ちがあると思います。それを、無理に解消しようとはしないでください。

「私はいま、この曲を聞いて、こんなふうに感じているな」という視点を自分のなかに育てていくことが大切なことなのです。

最初にこのCDを聞く時は、余計なことは何も考えず、ただ自分の心をじっと見つめる、あるいは自分の気持ちと静かに向きあう気持ちで、あすかさんのピアノに浸り、あすかさんの心の音を感じることをおすすめします。

気が向けば、なつかしい写真を眺めながら聞く、あるいはCDプレーヤーを外に持ち出して散歩しながら聞くというのも、おもしろいかもしれません。

料理をしながら聞く、たとえば編み物のような趣味のBGMとして聞く、お風呂やトイレで聞くなど、いろいろと試してみてください。

あすかさんは、収録曲10曲の楽譜に、それぞれの曲をつくった時の気持ちや狙いを記しており、そのまま第3部に載せてあります。

それを読んで、あすかさんの気持ちを想像しながら聞く時間も、ぜひつくってほしいと思います。また新たな気づきが生まれるかもしれません。

マインドフルネスがもたらすもの

「本当の自分を知るきっかけ」
「ストレスの低減」
「集中力の増加」
「高い自尊感情」
「よい人間関係」
「心の安定」

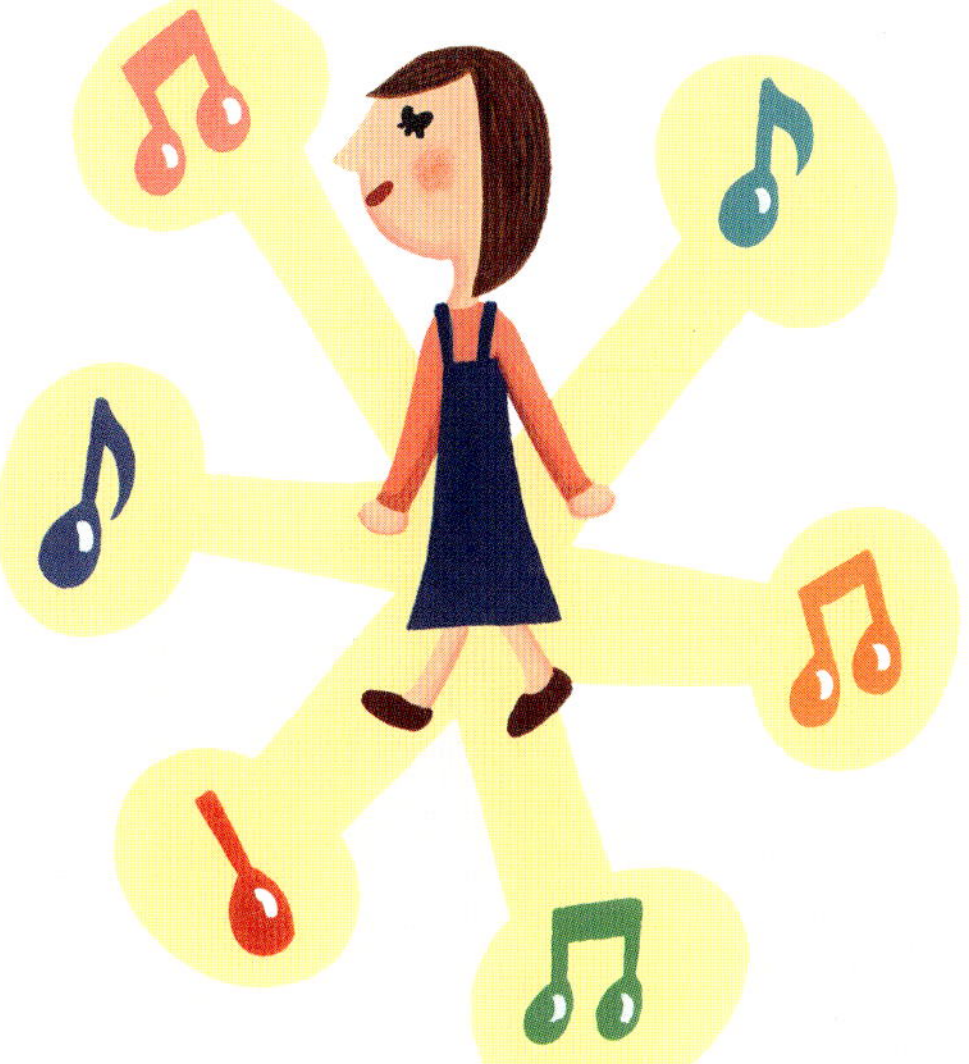

「気づき」に自分をうまく乗せて生きる

あすかさんのピアノを聞いて、自分の心や気持ちについて「気づき」があったら、それを大切に、ありのままに受け入れてください。

たとえば、あすかさんのピアノで、自分が子どものころに受けた「心の傷」を思い出すかもしれません。自分に足りなかったもの、親や家族から自分がしてほしかったことなどが、頭に浮かぶかもしれません。

子ども時代や思春期に、まったく問題なく恵まれて育った人など、ほとんどいないでしょう。親との軋轢《あつれき》、きょうだいとの対立、日々や社会への不満……。さまざまな思いが心を満たすでしょう。

このCDを聞いて、大人になったあなたが、**自分の足りなかった点を再び育て直すきっかけ**にできれば、すばらしいと思います。

親に、もっとやさしくしてほしかった、と気づいたあなた。あなたは、受け取るやさしさが少なかった。ならば、大人になったあなたが、自分にやさしくしてください。自分にやさしくすることで、あなたの心ばかりでなく、生き方そのものが満たされていくようになるでしょう。

これが「気づきに自分をうまく乗せて生きる」ことです。

その結果、**心の重荷が軽くなり、心をよりよく導いていく**ことができます。こうして、やさしい気持ちが育ち、心がホッとしていきます。

あすかさんのピアノを聞くうち、お気に入りの曲が見つかって、それだけを繰り返して聞くことになるかもしれません。これは、あなたが、その曲を聞いた感じを何度も繰り返し味わいたいのです。

たとえば25歳の時と30歳になった時で、お気に入りが変わるかもしれません。その時、また自分を見つめ直せば、新たな気づきが生まれます。

あすかさんのピアノへの「共感」も大切な「気づき」なのです

時には、あすかさんのピアノにつられて思わず笑ったり、なぜか悲しく泣けてきたりもするでしょう。こうした音楽への「共感」も、大切な「気づき」の一つです。

ただし、「わかる」ことと「共感する」ことは違います。

脳科学的にいうと、脳には**「ミラーニューロン」**という神経細胞があります。これは、他人が行動するのを見ている状態で活発になる細胞です。他人が何か行動するのを見て、自分自身が同じ行動をとっているかのように、つまり「鏡」のように反応するので、「ミラー」と呼ばれるようになりました。

このミラーニューロンが、「共感」の能力を担っていると考えられています。

あすかさんのピアノに共感して、自然と笑みがこぼれてきたら、なぜだろうと自分の心と向かいあってください。そこでまた、新たな気づきがあるでしょう。

ミラーニューロンとは？

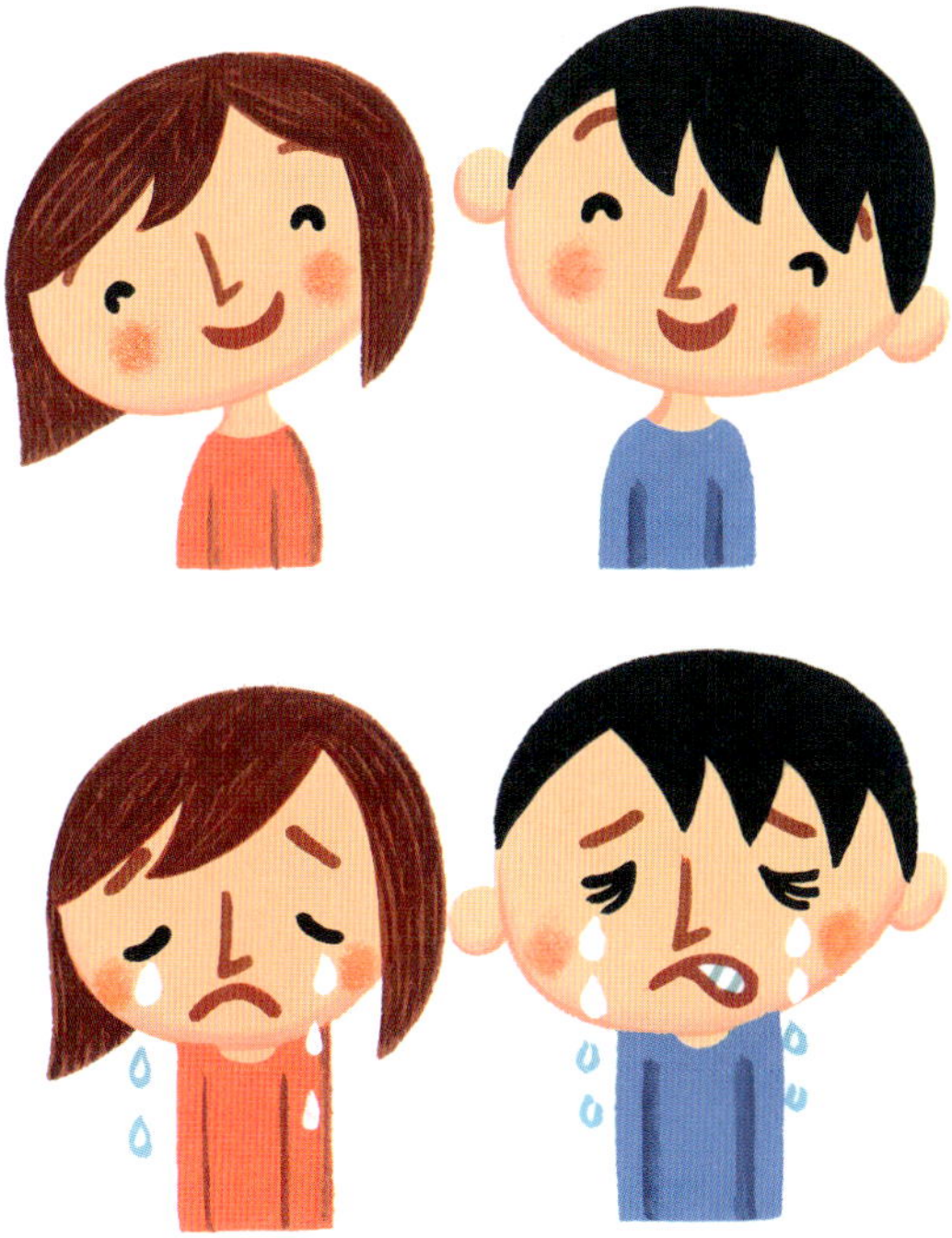

自分が悲しいわけではないのにもらい泣きする、大勢が笑っていると別に楽しいとも思わないのにつられて笑う、テレビで誰かが踊り出すと見ている子どもがつられて踊るというのは、いずれもミラーニューロンが関与してそうなるのです。

やさしい気持ち――その時、脳はどうなっている？

第2部の最後に、あすかさんのCDを聞いて自分を見つめ、心がホッとやさしい気持ちになった時、脳のなかで起こっていることをお話ししておきます。

ごく簡単にいえば、**緊張している時の脳**は、周波数の細かい脳波が出て、**ノルアドレナリン**という脳内物質が出ています。脳の指令によって心拍数・血糖値・血圧なども上がり、戦闘に備える体の状態になります。

逆に、緊張がほぐれ、**心がホッと安らぐ時の脳は、セロトニンが充分に出て**、ノルアドレナリンを抑えます。セロトニンが足りないと気分が沈み、うつ状態になってしまいます。47ページに主な脳内物質をリストアップしておきましょう。

脳が緊張・興奮すると、覚醒《かくせい》して戦闘に備えるわけですから、ふつうの意味の「意識」を失ってしまう「睡眠」（眠り）とは、まったく逆の状態です。

眠るためには、緊張や興奮を取り除く必要があり、心をホッとさせ、やさしい気持

こんな脳内物質が、こんな働きをしている

ノルアドレナリン

「戦う」「逃げる」などの反応を起こし、心拍数を上げるように交感神経系を働かせます。脂肪からエネルギーを放出して、筋肉の素早い動きを促進させます。

セロトニン

生体リズム・神経内分泌・睡眠・体温調節などに関わっています。ドーパミンやノルアドレナリンなどによる感情的な情報をコントロールして、精神を安定させます。

ドーパミン

運動調節・ホルモン調節・快の感情・意欲・学習などに関わっています。アドレナリン・ノルアドレナリンの前駆体（アドレナリン・ノルアドレナリンに変わる前の物質）でもあります。

オキシトシン

「戦おう」「逃げよう」「怖い」といった感情を減少させます。母親が赤ん坊を抱っこする、恋人同士で手をつなぐ、家族団らんの時など、よい対人関係が築かれている時に分泌される物質です。

ちにならなければなりません。

睡眠は、脳や体を休めるほか、細胞レベルでの修復（自然治癒《ちゆ》）、成長（成長ホルモンの分泌）、肌の新陳代謝などに強く関係しています。

適度な睡眠が脳に与える効果は非常に大きく、次の3つがあります。

（1）前頭葉機能を増進させ、よい行動を選び、悪い行動を抑制する能力を高めます。睡眠不足で抑制が効かないと、食欲が異常に増したり暴力的になったりします。

（2）記憶力を向上させます。脳の「ニューロン」（木の枝のように分岐した神経細胞）のつなぎ目に「シナプス」という接触点があり、その形成・結合・消滅などの変化が記憶と大きく関係しています。シナプスの正常な働きには、睡眠が必要です。

（3）ニューロンが出す老廃物が睡眠中に掃除され、機能の維持に役立ちます。

やさしい気持ちは睡眠に必要で、適切な睡眠は体にとって、**特に脳にとってよい**ことです。ですから、あすかさんのピアノを聞いて心をホッとさせ、やさしい気持ちになることは、みなさんの健康にとっても、長い目で見てプラスになっていくことなのです。

第3部

ピアニストあすかさんからのメッセージ

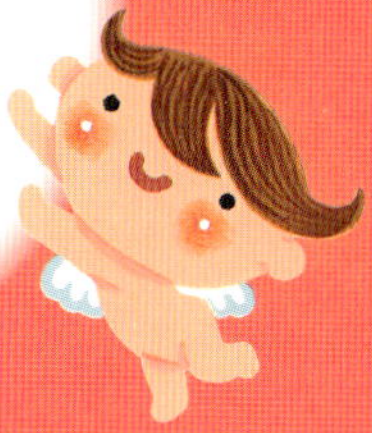

CD収録曲の紹介

あすかさんは、「こんなことを考え、こんなふうにつくりました」というメモを、各曲の楽譜の後ろに手書きで記しています。ここでは、そのメモを「あすかさんからのメッセージ」として紹介します。また、曲を聞き、あすかさんのメモを読んだうえで、私が個人的に感じたこと、また時には脳科学者として感じたことを一言コメントしました。

最初は、曲のタイトル、あすかさんのメッセージ、私のコメントなどを気にせず、とにかくCDを聞き、あすかさんのピアノに身をまかせ、彼女の音楽にどっぷり浸ることを強くおすすめします。先入観を持って聞いたり、何かを感じる前に何かを判断してしまうことは、なんとも「もったいない」気がします。

そのあと気が向けば、本書第3部を読みながらCDを聞いてもよいでしょう。あすかさんのつけた曲のタイトルからあれこれ想像をふくらませたり、あすかさんの狙いと自分の感じたことを比べたり、思いのままに楽しんでください。私が感じたことに共感するのも「自分の印象は違う！」と突っ込みを入れるのも、ご自由にどうぞ。

1　なつかしさ

あすかさんからのメッセージ

私は子どものころ住んでいた大好きな街《まち》があります。そこはとってものどかで、みどりがたくさんあって、みどりのにおいがします。その街の空気、とてもきれいな星空、たくさん飛んでいたホタル。そして、お父さんがいて、お母さんがいて、お兄ちゃんがいて、いつもみんなに守られていた小さいころの私。自分が感じていたそんななつかしいイメージをメロディにしました。変わらない毎日が、とってもいとおしい。たくさんの思い出を思い出すときこの曲がうかびました。皆さんもむかしのなつかしい思い出を思い出すとき、こんな曲のイメージがこころにうかびませんか？

中野信子コメント

聞いていると、さわさわした森を感じ、故郷をなつかしく思い出します。同時に「ちょっとジブリに似ている」と思いました。『となりのトトロ』はじめ、久石譲《ひさいしじょう》さんがつくったすばらしい音楽を連想したのです。ところが、あすかさんはテレビアニメや映画などを集中して見ることができません。にもかかわらず彼女は、ジブリ映画に出てきそうな、日本人の誰もが故郷を思い浮かべる曲をつくりました。不思議ですね。偶然、耳にした音楽の断片が、記憶のどこかに残っていたのでしょうか。

2 コスモス色のやさしい風

あすかさんからのメッセージ

コスモスばたけに行ったよ。

いろんな色のコスモスがさいていました。

くきがほそくて、ちょっとの風でも、みんな同じほうに倒れます。

たくさんの花がいっしょに同じほうにゆれるから、花びらが風に色をつけているようにみえたよ。

やさしいそよそよとした風に、たくさんのコスモスがゆれながら、色をつけていくところをメロディにしました。

中野信子コメント

聞いていかにもコスモスらしい淡いピンク色に包まれた情景が思い浮かびました。

あすかさんは、家族で高原に行った時、一面に咲くコスモスを見て、その場で寝そべって譜面を書いたそうです。ふつうの作曲家は、花が揺れている感じは8分の6拍子かなどと考え、いわばトップダウンで曲想を練っていくのでしょうけれど、彼女は逆で、心と体で感じたことを自然に譜面にうつしていくボトムアップ方式。それで、いかにも花が揺れている調子に仕上がっていく。音によるデッサンのようです。

3 あまいかおり

あすかさんからのメッセージ

わたしは甘いお菓子が大好きです。パンやさんの前を通って、いいにおいをかいだときに、このメロディを思いつきました。

いいにおいがしたときの、子どもたちがニコニコするようすと、においをメロディにしました。前奏と後奏にしてるところは、小さい子どもが大人と手をつないで、「いいにおい～～♪」とおさんぽしてるようすです。もりあがりはつくらずに、「ふわんふわん　いいにおい～～」という感じの曲にしました。

中野信子コメント

メロディラインがはっきりしていて、なにか歌詞が付きそうな、歌っているような楽しい曲。たしかに甘い香りが匂ってきそうで、子どものころを思い出しました。ただよう甘い匂い、子どもたちの様子、手をつないでお散歩と、あすかさんのなかには必ずストーリーがある。このことが興味深いですね。彼女の曲には、実は彼女だけが知る「見えない歌詞」が付いているのかもしれません。

4 ココロのふるさと

あすかさんからのメッセージ

私のココロの中にはたくさんのふるさとがあります。

形あるものはなくなっても、ココロのふるさとには、たくさんのものが楽しくのこっています。なつかしいような、昔々の思い出。皆さんの心にもきっとココロのふるさとがあるだろうなと思ってつくりました。日本にはたくさんの神話があります。きっとその土地にもココロのふるさとがずっとあると思います。

中野信子コメント

あすかさんはなつかしい心の故郷《ふるさと》を主題に日本人の心のなかにある故郷、原風景ということで、地元宮崎にある高千穂の天岩戸《あまのいわと》神社を連想し、最初は「ヨナ抜き音階」※

※ヨナ抜き音階＝「四七抜き」、つまり四つ目のファと七つ目のシのない「ドレミソラ」だけが使われる日本固有の音階。童歌・民謡・演歌などに多い。

で作曲しようと思ったそうです。「ヨナ抜きはうまくいかなくて、こうなっちゃった」と言っていましたが、きれいなメロディが神々が住んでいるような山々や森の木々がある故郷を思いおこさせます。

5 しあわせのプレゼント

あすかさんからのメッセージ

私はいつも、だれかに助けられて生活しています。

そのぶん、ステージに立って、ピアノや歌を伝えるとき、お客様に「しあわせ」をプレゼントできるといいなと思っています。上手にひくとかではなくて、そのステージを助けてくれているスタッフさん、しょうめいさん、おんきょうさん、ピアノさん、みんなのぶんも、お客様に伝えたいと思っています。

この曲をつくる時、自分のまわりにいる人達やステージの上で自分を包む光や音を、表現したいと思いました。前半は、私をメロディだって思って、そのまわりの助けてくれている人や光、そういう包んでくれているものを、伴奏で私のまわりを包んでもらいました。後半は、ドッカーン、しみじみとせいいっぱいの「しあわせ」のメロディを伝えているところをかきました。

中野信子コメント

これは「三段譜※」の作品で、あすかさんには弾くのが難しい曲。練習もたいへんなようです。「多くの人に助けられて私がいます。ありがとう。少しでもお返ししたいんです」という気持ちをなんとか伝えたくて、そうしたのでしょう。ややたどたどしい演奏が、あすかさんの強い思いをリアルに伝えて、胸を打ちます。

6 ぴあちゃんとおさんぽ

あすかさんからのメッセージ

私は犬を飼っています。名前はぴあちゃんといいます。

ぴあちゃんとおさんぽに行くと、ぴあちゃんのほうが歩くのがはやくて、私はいつも後姿をみます。ぴあちゃんは、しっぽをふるとき、おしりもふりふりします。そのかわいいようすを曲にしました。とちゅうに、ぴあちゃんの大好きな落ち葉がきたり、私がいつもまいごになって、不安だけど、ちゃんとぴあちゃんについていくと家につくところも、音にしました。

中野信子コメント

※三段譜＝五線が三段一組になった楽譜。たとえば１段目がメロディー（主旋律）、２～３段目が伴奏（それぞれ右手と左手に割り当て）になっている。

「ぴあちゃん」は、野田家のペットのわんちゃん。あすかさんは、仲よしでいつも一緒にいます。とてもユーモラスでかわいいこの曲は、タイトルを聞かなくても、いかにも散歩しているという感じが伝わってきます。ピアノがおしゃれにリズミカルに飛び跳ねて、大人のバーでかかっていてもしっくりくるような、かっこよさも感じる曲ですね。

犬と見つめ合っていると自閉症の症状を軽くすることが知られている物質である、オキシトシンが分泌されるという研究があります。飼われる動物のうち、とりわけ犬は社会性が高く忠誠心が強いので、人とのコミュニケーションが得意で、特に自閉症スペクトラム障害の人にはよい効果があるのでしょう。

7 哀しみの向こう

あすかさんからのメッセージ

すこし、きもちが落ち込んだ日がつづいていました。でも何回も、そうなってきたから、私は知っています。ちゃんといつか、希望を持てる日がくるって。哀しみの向こうは、ぜったいにやさしさや、明るさが待っています。

同じようなメロディを少しずつつかえることで、明るく前むきになるようすを曲にしました。自分の中の願いも込めたから、気持ちが入りすぎて、壮大になりすぎたところもあるけど、それはそれで、私の感じたことだから、そのまま残しています。

中野信子コメント

音楽療法で「同質性の原理」が使われることがあります。悲しい時は悲しい曲を聞くのがよく、楽しい曲では逆効果という原理です。悲しい時、悲しい曲を聞くと「いま自分は本当に悲しいのだ」と自発的に認知でき（これがまさにマインドフルネス）、癒やそうとする力が自然と湧いてきます。悲しく苦しい時、この曲を聞くと効果的かもしれません。終わりが壮大になっちゃったのが、おもしろいですね。

8 安心のサイクル

あすかさんからのメッセージ

私は、いつも同じことをすることが、とても安心します。

この曲は、和音[※]をさきにきめて、それをずっとかわりなくばらばらの和音にしてつくりました。私がいつもと同じスケジュールをすると安心できることを、曲のつくりをわざと、かえないことで表現しました。

※和音＝高さが異なる複数の音を同時に鳴らす響き。コード。

毎日同じことをしていても、心の中は毎日同じではないです。だから、同じサイクルのなかに、さりげなく、ゆったりとした心があるようにしました。

中野信子コメント

いつもと違うことに対応が困難なあすかさんは、たとえば突然大きな物音がすると非常に動揺し、恐怖すら感じてしまいます。日々のサイクルが変わらないことが「安心」なのです。これは多かれ少なかれ誰にもあることでしょう。彼女のいう「サイクル」は、ラグビー日本代表の五郎丸《ごろうまる》歩《あゆむ》選手がキックを蹴る前におこなう一連の決まり動作「ルーティン」と同じ。あの動作で精神を落ち着かせ、セロトニンを出すわけです。リズム運動でセロトニンが出るという研究もあります。同じパターンを繰り返すこの曲を聞くと落ち着いてくるのは、脳科学的にも根拠のあることといえるでしょう。

9 おもいやりの風

あすかさんからのメッセージ

私が思う思いやりは、人に話しかけることです。話しかける言葉には、やさしい言葉もあれば、厳しい言葉もあります。私はずっと厳しい言葉で話しかけられることがきらいでした。でも、その言葉があったからうまくいったり、怪我をしなかったりしたことを考えたら、厳しい言葉も思いやりなんだって思うようになりました。

この曲は「あのね」と話しかけているメロディがたくさんでてきます。

猫と犬が話したり、人と話したりしているところを想像しました。きっと究極の思いやりがあったら、猫と犬でも話せるんじゃないかって思ったんです。

この曲の風にのって、思いやりが皆さんの心に届くと信じてつくりました。

中野信子コメント

ホッとする感じで始まり、途中シリアスな部分もありますが、ほのぼのと終わります。風が一定でないように思いやりにもやさしい言葉や厳しい言葉がある、という「思いやりの多面性」を曲にしたのです。この多面性こそがコミュニケーションの本質でしょう。人とコミュニケーションできないことに苦しみ抜いたあすかさんが、その多面性に気づき、精一杯の思いやりを届けようとする。そんな感動の作品です。

10 あしたに向かって

あすかさんからのメッセージ

明日にむかって、がんばるエネルギーを充電して、ぼくはつさせるイメージの曲です。でも、いつもがんばれるわけじゃなくて、エネルギーをためられない時もあります。そんな時は、ひと休みします。そのエネルギーをためるために、心をゆったりさせることもあります。この曲の中には今日とその日寝ているときと、その次の日があります。私の中のがんばりエネルギーのうごきを曲にしました。なかなか自分を信じることができない今だから、明日のためのエネルギーはいつもより、たくさんいります。

こんなにがんばらなくても、いつか自分がらくに過ごせるように、もどることを信じてつくりました。

中野信子コメント

地元の中学校で「立志式」（元服にちなんで数え年15歳を祝う行事）の記念演奏を頼まれた時、つくった曲と聞きました。明日に向けてがんばるんだけど、ひと休みしたり寝たりもするんだよ、というあすかさんに強く共感します。がんばると集中しすぎて周囲が見えなくなったりします。私はみなさんに「がんばるにしても、もっとゆったり着実に歩みましょうよ」と言いたいですね。これは半ば自分への言い聞かせですが。

アスコムの大好評ベストセラー!

CDブック
発達障害のピアニストからの手紙
～どうして、まわりとうまくいかないの?～

著者:野田あすか　野田福徳・恭子

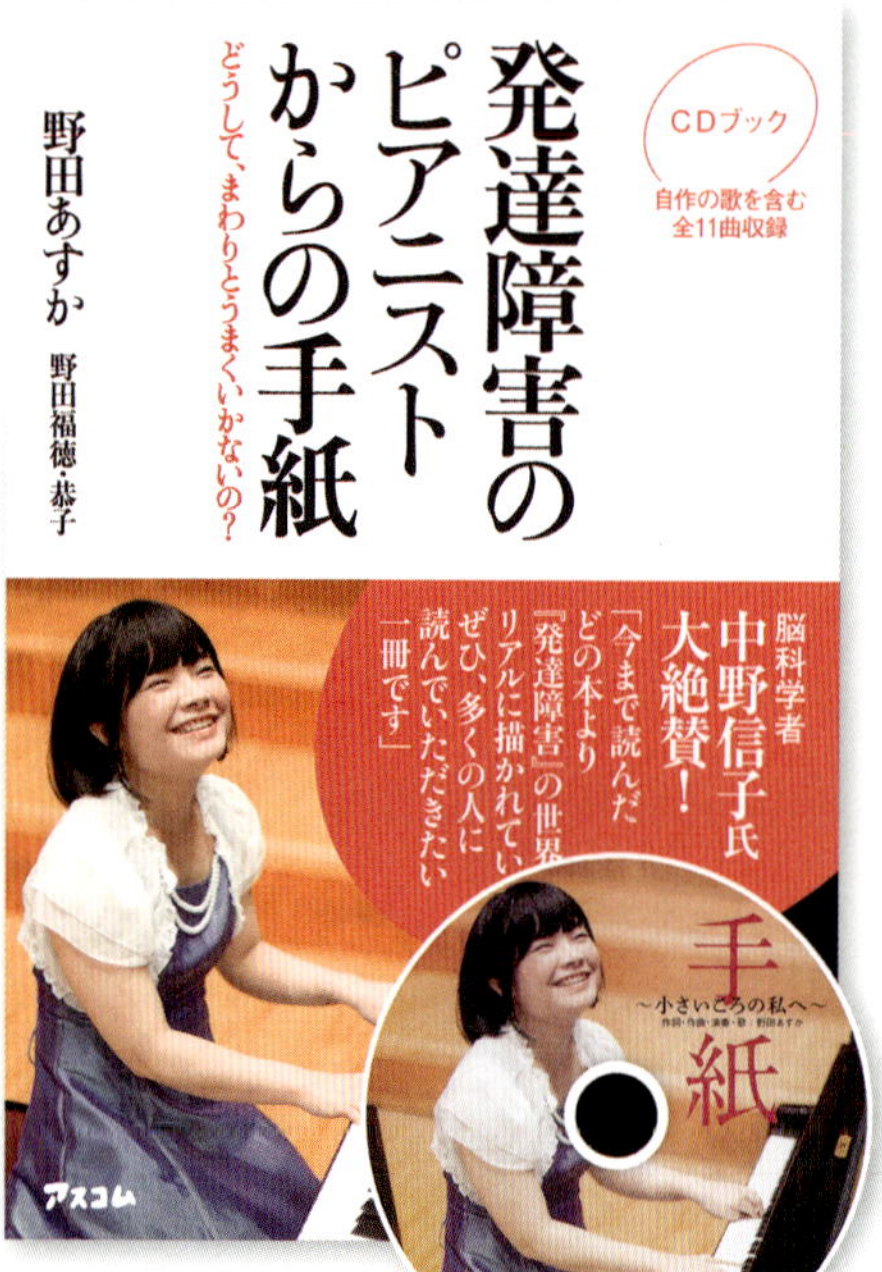

定価:本体1700円+税

NHK「おはよう日本」、NHK「ラジオ深夜便」、朝日新聞「ひと」欄などで紹介。
今、話題のピアニスト!

脳科学者 中野信子氏 大絶賛!

「今まで読んだどの本より
『発達障害』の世界がリアルに
描かれています。
ぜひ、多くの人に
読んでいただきたい一冊です」

何を考え、何を悩み、
なぜそんな行動をするのか?
文章とCDでわかる発達障害

＜CD11曲＋書籍224ページ＞
CDは本書のために新たに録音しました。
自作の曲を含む全11曲収録!

好評発売中!
お求めは書店で。お近くにない場合は、ブックサービス　☎0120-29-9625 までご注文ください。
アスコム公式サイト(http://www.ascom-inc.jp/)からも、お求めになれます。

本書の楽曲がスマホ、タブレットで聞けます！

本書をご購入いただいた方にもれなく
この本の楽曲をプレゼント！
スマホでもタブレットでも、この楽曲がいつでも聞けます。

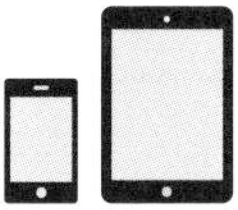

プレゼントへのアクセス方法はこちら！

下記のＱＲコード、もしくは下記のアドレスからアクセスし、
会員登録の上、案内されたパスワードを所定の欄に入力してください。
アクセスしたサイトでパスワードが認証されますと
楽曲を聞くことができます。

https://ascom-inc.com/b/09171

※通信環境によってアクセスに時間がかかる、もしくはアクセスできない場合がございます。
※機種によっては音声を聞けない場合がございます。ご了承ください。

脳科学者が選んだ
やさしい気持ちになりたい時に聞く
心がホッとするCDブック

発行日　2016年10月5日　第1刷
発行日　2016年12月17日　第2刷

著	中野信子
音楽	野田あすか
デザイン	菊池崇＋櫻井淳志（ドットスタジオ）
イラスト	西内としお
撮影	塔下智士
編集協力	坂本衛
校正	澤近朋子
協力	浅田護（ビッグベン）
CD録音	株式会社AVC放送開発（杉尾吉信、佐藤一臣）
CD録音場所	宮崎県立芸術劇場 アイザックスターンホール
Special Thanks	田中幸子 宮川慎一郎 公益財団法人 宮崎県立芸術劇場
編集担当	高橋克佳、栗田亘
アーティストマネジメント	斎藤和佳
営業担当	伊藤玲奈
営業	丸山敏生、増尾友裕、熊切絵理、石井耕平、綱脇愛、櫻井恵子、吉村寿美子、田邊曜子、矢橋寛子、大村かおり、高垣真美、高垣知子、柏原由美、菊山清佳、大原桂子、矢部愛、寺内未来子
プロモーション	山田美恵、浦野稚加
編集	柿内尚文、小林英史、舘瑞恵、澤原昇、辺土名悟、奈良岡崇子
編集総務	千田真由、髙山紗耶子、高橋美幸
メディア開発	中原昌志、池田剛
講演事業	斎藤和佳、高間裕子
マネジメント	坂下毅
発行人	高橋克佳

発行所　株式会社アスコム

〒105-0002
東京都港区愛宕1-1-11　虎ノ門八束ビル
編集部　TEL：03-5425-6627
営業部　TEL：03-5425-6626　FAX：03-5425-6770

印刷・製本　株式会社光邦

Printed in Japan ISBN 978-4-7762-0917-1